NOUVEAU MODE

DE TRAITER

LES FRACTURES.

LYON. — IMPR. DUMOULIN, RONET.

NOUVEAU MODE

DE TRAITER

LES FRACTURES,

MÉMOIRE POSTHUME

DE

MATHIAS MAYOR,

PRÉCÉDÉ D'UNE PRÉFACE

PAR

LE DOCTEUR MUNARET.

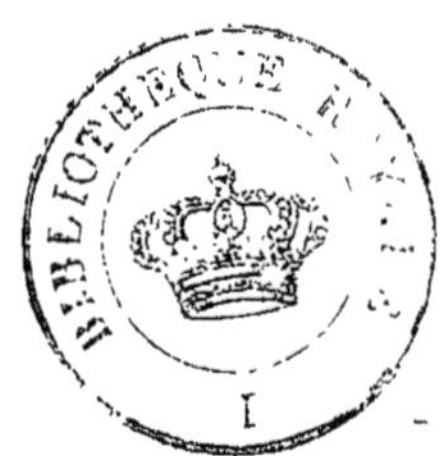

LYON.

CHARLES SAVY JEUNE, LIBRAIRE,
Place Louis-le-Grand, 14.

IMPRIMERIE DE DUMOULIN ET RONET,
Rue Saint-Côme, 6, au 1er.

1847.

PRÉFACE.

C'est le chapitre le plus long et le plus controversé de la thérapeutique chirurgicale, que celui qui est relatif au traitement de la fracture des membres; — vers quatre idées capitales, — AMOVIBILITÉ et INAMOVIBILITÉ, EXTENSION et FLEXION, — voyez graviter, et comptez, si vous le pouvez, ces myriades d'appareils de toute forme, de toute grandeur, de toute matière, dont le premier connu, appartient à Hippocrate, et qui semblent se multiplier plus que jamais sous l'influence des deux plus grands moyens d'émulation et de publicité, — les cliniques et les journaux.

Malheureusement, dit M. Malgaigne, tant de richesses n'ont pas jusqu'ici donné à l'art beaucoup plus de certitude; chacun se préoccupant de son idée, va de son côté sans regarder où vont les autres; les doctrines sont dispersées comme les travailleurs, et jamais peut-être confusion ne fut plus grande (1).

Et pourtant il est de notoriété chirurgicale qu'on peut RÉDUIRE et MAINTENIR une fracture avec tous les appareils, sous la direction d'un praticien habile; — je ne comprends

(1) *Recherches historiques et pratiques sur les appareils employés dans le traitement des fractures, etc.*, par J.-F. Malgaigne. Paris, 1841.

donc pas l'utilité d'en imaginer d'autres, à moins qu'on ne tende à simplifier le procédé qui inspire le plus de confiance, pour le populariser; telle fut la pensée dominante de Mathias Mayor, ainsi que le prouvent la plupart de ses nombreux écrits, et s'il a intitulé son dernier : NOUVEAU *mode de traiter les fractures*, il n'a pas manqué de prévenir ses aristarques que la nouveauté résidait dans la combinaison et la simplification des moyens plutôt que dans leur invention. — En effet, les grandes attelles sont d'Avicennes ; leur forme arrondie appartient à Jean de Vigo, et c'est Aitken, chirurgien anglais, qui, le premier, sentant le besoin de l'*extension* permanente, et voulant l'accommoder à la cuisse ou à la jambe, dans la demi-flexion, emprunta la machine de Gooch ou de Paracelse, au moyen de laquelle il était permis d'exercer les tractions sans dépasser les articulations de l'os fracturé.

Je publie cette œuvre posthume d'après un manuscrit laissé par l'auteur, — sa dernière maladie l'empêcha de la terminer; — si j'ai pris la liberté, avec une autorisation préalable, d'y apporter quelques changements, ils concernent la forme plus souvent que l'idée;— idée bonne,—dont l'application me paraît heureuse, car elle réunit la simplicité, la traction en permanence, la suspension et la facilité d'être appliquée partout, à la campagne particulièrement, à l'aide d'une branche d'arbre, d'un bâton et de quelques mouchoirs de poche!

Je me hâte de le dire, ces appareils réussissaient très-bien à l'hospice de Lausanne, appliqués au seul traitement de la fracture des membres inférieurs. — Essayez-en, cher lecteur, et vous rirez après.

Le chirurgien suisse voulut trop systématiser, c'était son péché d'habitude, et il mourut dans l'*impénitence finale;* car, dans ce Mémoire, il confond trop légèrement le procédé avec la méthode; — il s'est complu à vouloir résoudre un problème ainsi formulé : TRAITER TOUTES LES FRACTURES DES MEMBRES AVEC UN BATON, et pour sa solution, il emprunta un point d'attache aux membres inférieurs, pour fixer son bâton sur les supérieurs et en opérer la traction : c'était une manœuvre irrationnelle, impuissante.... J'ai dû la supprimer.

Toutefois cette tentative est louable, car nous possédons peu de ressources pour appliquer la traction ou *l'extension* permanente aux membres supérieurs (1); et nous ne devons pas accepter, comme le dernier mot de l'art, les paroles d'Hippocrate : *que le raccourcissement du bras se peut cacher et n'a pas grand inconvénient.*

L'appareil pour les fractures de la rotule a été compris dans la même suppression; — appliquer à des fragments d'os à rapprocher le même procedé qu'à ceux qu'il faut écarter, — était un contre-sens déligatoire, et si son inventeur en eût fait l'application sur lui plutôt que sur le cadavre, il aurait rit, tout le premier, des erreurs que peut commettre la mécanique, lorsque l'imagination est son ouvrière (2)....

(1) Je mentionne, pour mémoire, les essais de M. Poillot et de mes honorables amis, Petrequin et Diday.

(2) M. le docteur Mayor fils supplée très-heureusement à cet appareil, en appliquant un lien circulaire autour de la cuisse, immédiatement au-dessus du fragment supérieur de la rotule, et un second sur la jambe, sous le fragment inférieur du même os. — Les deux liens étant noués en sens inverse, c'est-à-dire, l'un en dedans, l'autre en

Un autre appareil, celui pour les fractures de la clavicule, m'a paru plus ingénieux que réalisable; — il est très-gênant : j'en ai fait l'essai. —J'ai voulu néanmoins en conserver la description; d'autres pourront peut-être plus patiemment le supporter, et il est à désirer que cet appareil puisse, mieux que tous ceux qui le précédèrent, remettre et maintenir les fragments en place; — ce qui, jusqu'à présent, n'arriva qu'une fois sur dix.

Distribution faite du blâme et de l'éloge,—il ne faut voir définitivement, dans ce Mémoire, que l'essai du mode le plus simple de combiner les tractions et l'immobilité permanente d'un membre, avec assez de surface pour les pansements et assez de liberté articulaire dans la position demi-fléchie, ce qui peut constituer et réaliser les indications primordiales de toute fracture compliquée. UTINAM!

MUNARET.

dehors, il suffit de passer un bout de chaque nœud sous le lien opposé, de le rapprocher et de le fixer à son congénère, par un autre nœud, pour rapprocher les deux liens et par conséquent les fragments de l'os cassé. — Une gouttière sous-poplitée doit maintenir l'extension du membre. — Ce procédé est facile autant que rationnel; il n'exige que ce qu'on trouve partout : deux mouchoirs de poche.

INTRODUCTION.

« Il faut, pour qu'un événement ait des suites « et porte des fruits, que le temps de sa matu- « rité soit venu ; un fait est comme s'il n'existait « pas, s'il arrive à une époque où les esprits ne « sont pas capables de le comprendre. Il en est « des sociétés comme des hommes : leur édu- « cation ne peut être forcée ; un moment arrive « dans la vie, où hommes et sociétés sont éton- « nés de n'avoir pas vu la lumière qui jaillissait « de certains points (1). »

(1) *Londres et les Anglais des temps modernes*, par le docteur Bureaud Riofray, tom. I. p. 381.

Ces profondes réflexions ne devraient pas, ce me semble, s'appliquer aux choses dont l'utilité est de tous les instants, dont l'usage est simple, facile, peu dispendieux, et qui se rattachent, presque exclusivement, aux occupations et aux besoins sans cesse renaissants d'hommes *supérieurs*.

C'est pourtant ce qui est arrivé à mon nouveau *système de déligation*. Or, comme le nouveau mode de traiter les fractures que je publie aujourd'hui, se trouve dans des circonstances analogues, je suis à me demander si cet autre SYSTÈME aura le même sort, et si je ne ferais pas bien d'attendre patiemment, pour le faire agréer par mes confrères, qu'ils éprouvent l'impérieuse nécessité et manifestent le désir de traiter les membres cassés différemment et mieux qu'ils ne le font partout?

Mais, à quels signes pourrai-je reconnaître que ce moment est arrivé? Rien n'est plus facile! Cette impatience de changements dans la thérapeutique d'une des branches les plus importantes de la médecine opératoire, ces signes *du temps de la maturité* se manifestent de mille manières, de toutes parts, et même depuis les temps les plus reculés, puisqu'ils remontent jusqu'à l'époque où l'on apporta les premiers soins aux premiers fracturés. Il est constant, en effet, que depuis Hippocrate, on n'a pas cessé d'innover et de proposer des modifications aux procédés qu'on avait reçus des devanciers, et aux moyens divers qu'on voyait mettre en pratique par les contemporains et les *grands maîtres*, comme on les appelle.

Les annales de la chirurgie attestent ces innombrables revirements, ces éternelles et capricieuses perturbations dans ce qui, en chirurgie pratique, semblait et devait être le mieux établi et le plus savamment enseigné. Aussi, n'arrivons-nous jusqu'à nos jours que pour assister à un spectacle de plus en plus changeant, et pour la variété duquel tout semble avoir été prodigué, épuisé, entassé *pêle-mêle* et sans aucune interruption. Citons comme exemples :

Les blancs d'œufs, la gomme, l'amidon, la dextrine, associés tour à tour aux linges pleins, aux bandelettes, au carton, au papier, pour former une croûte solide, connue sous le nom d'appareil *inamovible.*

Des cisailles, *sui generis,* pour fendre en deux cet étui hermétiquement fermé et y percer des jours de fenêtres.

Le plâtre et le sable coulés, et représentant, à eux *seuls* et sans l'intermédiaire des substances gluantes ci-dessus, cette même rude écorce.

Des sachets de balle d'avoine, des draps fanons avec ou sans coton ou autres remplissages, des compresses simples ou graduées, des longuettes, des bandelettes imbriquées et à chefs multiples.

Des attelles en bois, de toute longueur, largeur et épaisseur, à côté de minces tiges métalliques (fil de fer).

Des doubles plans inclinés, au moyen d'oreillers, de planches, de gouttières en fer, de caisses criblées de larges trous.

L'hyponarthécie, avec ou sans la liberté des membres brisés.

La suspension et la mobilisation de ces derniers, mais aussi :

La fixation et l'immobilisation, non seulement de ces pauvres membres, mais du corps tout entier, sur un lit de souffrance, par des extensions et contre-extensions avec des liens, des poids suspendus, des cabestans vigoureux destinés à garotter solidement et de toutes façons le malheureux blessé.

Des crochets qui harponnent et assemblent des bouts d'os, exactement comme des morceaux de bois sec; mais par une juste compensation :

L'abandon pur et simple de ces mêmes pièces osseuses.

Rien ne manque, comme on voit, à cette thérapeutique de l'époque actuelle, pas même la prétentieuse dénomination de *méthode*, appliquée à chacune des variantes que je viens d'esquisser; de telle sorte que, de méthodes en méthodes, on est arrivé à n'en avoir aucune, et à jeter, sur toutes celles qu'on a désignées par ce beau nom, un vernis scientifique passablement ridicule. Car, il ne faut pas se le dissimuler, la *qualité* des médications est presque toujours en raison inverse de la *quantité* de celles qu'on va prônant; si bien que, si la science et les hommes qui la cultivent avaient lieu d'être satisfaits de ce qui existe déjà, on ne les verrait pas occupés sans cesse à recruter de nouveaux auxiliaires, au risque de les choisir de plus en plus défectueux.

Si, du moins, cette agglomération de moyens divers, et qui menacent de pulluler tous les jours davantage; si ces pièces de marqueterie étaient mises sous nos yeux comme un carnet d'échantillons, afin que nous puissions y faire un choix qui nous mît finalement tous d'accord entre nous! Mais tout ce *farrago* ne tend qu'à nous diviser chaque jour plus profondément et en autant de sectes qu'il en existe de politiques et de religieuses sur la surface du globe.

Cependant chacune d'elles, notez-le bien, a la sanction d'une des plus grandes divinités du paganisme, de l'EXPÉRIENCE. Ce qui le prouve, c'est que toutes se produisent constamment sous son patronage obligé! c'est qu'on y trouve, noyés dans un déluge de *faits à l'appui*, un fatras et un clinquant d'observations sans portée aucune! c'est que ces faits stériles sont annoncés pour être les mieux élucidés et les plus propres à servir de guide aux élèves, comme les plus capables de les édifier, ainsi que le public, et à leur donner à tous une haute idée de la science qui nous illumine, que nous cultivons et tâchons d'appliquer (1) !

Rien n'y manque, ai-je dit! excepté l'examen critique de chacun de ces procédés, tel que puissent l'avouer la science et la pratique ; excepté surtout une voix, une seule voix qui ait le courage de s'élever contre cette inextricable anarchie, et qui vienne proclamer au milieu de ce chaos une vérité fondamentale, une vérité qui serve de bannière unique à tous les chirurgiens.

Mais que sont ces graves accusations, ces tristes rapprochements à l'égard des fractures, sinon le noir tableau, *mutatis mutandis*, de l'état de la

(1) Ces *faits à l'appui* sont sans doute indispensables dans toutes les sciences d'*observation* ; c'est-à-dire, qui sont privées de bases ou de principes incontestables. Car, là où existent ces principes fondamentaux, l'accumulation de ces faits est souverainement puérile et ridicule. Que penser, par exemple, d'un professeur ou clinicien en chirurgie, qui entasserait faits sur faits pour nous prouver par *a* plus *b* : *qu'un lien lie*, *qu'une scie scie*, *etc.* (*Chir. simpl.*, t. I, p. 30.)

plupart des autres branches de la chirurgie? Pour vous convaincre de la justesse de cette accablante assertion, consultez les meilleurs auteurs, les plus habiles cliniciens et les ouvrages les plus modernes sur la manière dont y sont tracées les bases du traitement, les règles théoriques et les préceptes pratiques du plus grand nombre des matières qui relèvent de la médecine opératoire. — J'en appelle à tous les esprits éclairés et impartiaux, et je leur demanderai : s'il ne serait pas temps de procéder à la révision et à la réforme de notre magnifique profession, et de la faire progresser à l'instar des autres sciences naturelles, ses sœurs? s'il ne conviendrait pas de la remanier, d'après les principes qui lui servent de piédestal, et en abandonnant la marche routinière qu'on a constamment battue et qu'on s'obstine à suivre encore?

Tant qu'on ne s'occupera pas de formuler les *principes* qui doivent dominer chacune des divisions du domaine chirurgical, et d'établir la meilleure manière de leur coordonner et adapter les procédés, les voies et moyens avec lesquels on doit le mieux tendre au but ; tant qu'on ne s'appliquera pas à faire converger notre intelligence, nos raisonnements et nos efforts vers ces *centres* d'action, nous serons constamment réduits à *diverger* routinièrement sur chacun d'eux. — Alors aussi nous continuerons d'enseigner et de démontrer, en disant, à grands renforts de gestes et de faits : *Il faut faire comme ceci, puis comme ça ; monsieur un tel fait ainsi, monsieur tel autre procédait tout différemment. Nous-mêmes nous adoptons la méthode suivante*, etc., etc.

Voyez en preuve ce qui se passe avec les choses les plus vulgaires et les plus nouvelles, les pansements au moyen de bandes et de charpie ; puis, si vous remontez de là à la plupart des grandes opérations, et si vous les analysez, vous trouverez le terrain tout aussi mal cultivé et des errements tout pareils.

Ce n'est vraiment qu'en présence de l'obstétrique que vous serez agréablement arrêtés et que vous pourrez puiser de belles leçons.

Et pourquoi ? C'est qu'on la traite PARTOUT d'après les exigences de la mécanique appliquée ;

aussi existe-t-il l'accord le plus parfait entre les accoucheurs de tous les pays.

Eh bien ! si nous voulions imiter la manière de dire, d'écrire et de faire, je ne dis pas des accoucheurs, mais des simples *sages-femmes*, nous finirions bientôt par ne plus donner au monde le hideux spectacle, ni de la plus déplorable discordance de doctrines, ni de l'adoption la plus irrationnelle des moyens concernant la thérapeutique chirurgicale. On gémit quand on pense que, pour arriver *infailliblement* à un si noble but, il nous suffirait d'un peu de bon vouloir, de patience, de bonne-foi et de gros bon sens, après toutefois avoir appris, comme Descartes, à douter *de tout ce qu'on nous a enseigné.*

Dans les questions gouvernementales ou qui touchent à la religion, on comprend sans peine qu'on ne puisse pas s'entendre et qu'on se divise et subdivise à l'infini, suivant que les temps, les lieux, les personnes et leurs caprices l'exigent. Mais, en chirurgie ! où tout peut être ramené à la précision des sciences exactes et sous l'empire des sens ! En chirurgie et au milieu du

19e siècle! comment est-il possible de se laisser aller encore, sans boussole ni gouvernail, au milieu des rescifs semés par la routine et l'arbitraire? Serai-je assez heureux, après avoir signalé le mal, de lui opposer le remède? Et celui-ci se trouvera-t-il dans ma nouvelle méthode de traiter les fractures?

On doit s'attendre, d'après tout ce que je viens d'avancer en faveur des principes, que cette méthode repose sur quelques-uns d'entre eux. J'en conviens avec satisfaction; je dirai même qu'ils sont déjà exposés, en très-grande partie, dans ma CHIRURGIE SIMPLIFIÉE, de sorte que le traitement que j'inaugure ici n'est guère que l'application, l'arrangement et l'extension des mêmes bases fondamentales formulées dans l'ouvrage ci-dessus.

Elles méritent bien ce beau titre, puisqu'elles s'adaptent, avec autant de précision que de succès, à la généralité des fractures, et qu'elles n'en font qu'un seul faisceau, et si étroitement lié, que ce qui convient à l'une de ces affections s'appliquera à toutes. C'est ce qu'il me tarde de démontrer, tout en avertissant qu'on trouvera ce grand défaut à mon procédé opératoire, mais je m'en vante : qu'il est si simple, si facile à saisir et à appliquer, que le premier venu pourra en faire usage, en l'absence du chirurgien, même dans les cas les plus graves, s'il l'a vu fonctionner une seule fois. Mais voyons plutôt.

NOUVEAU MODE

DE

TRAITER LES FRACTURES.

CHAPITRE PREMIER.

ARTICLE PREMIER.

CONSIDÉRATIONS GÉNÉRALES.

Il est un fait de chirurgie pratique, qui semble passer inaperçu ou qu'on n'apprécie pas assez, et qui a droit, cependant, d'être élevé au rang d'un PRINCIPE fondamental de la médecine opératoire. Son application est aussi simple qu'heureuse : de sorte qu'il constituera le texte ou le point de départ de tout ce que je vais dire de plus saillant et de plus neuf dans ce mémoire. Ce principe, le voici :

« La main est le type le plus parfait d'un grand « nombre de nos instruments, et le moyen mécanique « sur lequel nous devons d'autant plus chercher à ré-

2

« gler nos principaux agents, qu'il est, sinon doué « d'intelligence, du moins l'un des organes les plus « parfaits de l'être le plus intelligent de la nature. » (1)

La thérapeutique des fractures nous présente, tout particulièrement, cette désidérable et puissante combinaison de la main, soit pour opérer et maintenir exactement leur réduction, soit pour faire exécuter, aux membres cassés et aux malades eux-mêmes, *les mouvements les plus variés, sans craindre de nuire à la coaptation des fragments.*

Cela est si vrai, que, si l'homme de l'art pouvait prolonger ses opérations purement manuelles, et pendant tout le temps nécessaire à la consolidation, celle-ci s'accomplirait constamment, avec beaucoup de régularité, avec une somme considérable de liberté d'action ou de locomotion.

On doit donc se demander : comment il faut s'y prendre, avec nos instruments de contention, pour imiter, le mieux possible, cette précieuse coopération des mains du chirurgien et de ses aides, dans la réduction et le pansement d'une fracture? La réponse est facile : c'est d'examiner et d'analyser ce qui se passe, entre ces mains là et le membre cassé, pour que ce dernier jouisse de tant d'avantages et à si peu de frais. Or, il est évident que les mains se contentent de TIRER, sur ce membre, avec plus ou moins de force intelligente, mais en *sens inverse*, et qu'il résulte de ces

(1) *Chirurgie simplifiée*, tom. I, p. 156.

tractions opposées, si elles sont suffisantes et bien dirigées, le maintien de la longueur et de la direction normales de la partie affectée. Il suit encore de là, que, s'il nous est donné de substituer l'action de certains moyens mécaniques, dont les effets soient analogues à celle des mains, nous pourrons compter sur les mêmes résultats qu'avec ces dernières. Il ne s'agira pas et il ne suffira pas, dans ce but et notamment pour les cas *difficiles* de fractures des extrémités, d'avoir recours à deux ou trois attelles, ou bien à une enveloppe ferme, qui embrassent la totalité du membre; mais tout nous dit qu'il faudra recourir à un *système mécanique* plus simple et qui permette de prendre des *points d'appui* convenables et propres à donner à nos instruments le moyen d'agir à l'instar des doigts, lorsqu'ils sont appelés à maintenir en équilibre, en place et dans l'immobilité, des fragmens osseux. (*Chirurgie simplifiée*, T. I. p. 146.)

C'est ce qu'il me sera d'autant plus facile à démontrer, que, grâce à ces simples aperçus théoriques, j'ai obtenu, à l'hôpital de Lausanne, la guérison prompte, heureuse et sans difformités ni raccourcissement, d'un très-grand nombre de fractures et des plus graves.

Il m'importe cependant d'accompagner ces préliminaires de quelques réflexions concernant les mots *tirer en sens inverse* que je viens de souligner. Ils doivent remplacer les locutions routinières *d'extension* et de *contre-extension* qui sont sacramentelles dans tous les pays et dans toutes les langues, quoiqu'elles choquent tellement les notions les plus simples du bon sens, du vrai et du POSSIBLE, qu'elles sont au-dessous de toute critique. Aussi, ont-elles puissamment contribué à embrouiller et enrayer la théorie et la pratique des fractures et des luxations, où elles reviennent à tout propos (1).

Les tractions dont il s'agit ici ne laissent, au contraire, rien à désirer, tant pour la clarté que pour la précision ; car elles ont évidemment pour but, en se dirigeant de deux côtés opposés et sur le membre qui est le siége d'une fracture, d'allonger ce membre ; de ramener et d'aligner les fragments osseux au niveau et vis-à-vis les uns des autres; de permettre qu'ils soient mis facilement en rapport exact entr'eux et sur une *ligne droîte ;* mais, surtout, de dompter une force sans cesse agissante, les contractions et la résistance des muscles; et de s'opposer à ce que leur action vitale ne prenne pas le dessus, et n'agisse pas dans de fâcheuses directions.

Il est, toutefois, si peu nécessaire de mettre en jeu ces deux genres de tractions, *simultanément sur le membre même qui est affecté*, qu'on peut, au contraire, faire agir par fois, mieux et plus facilement l'un des deux sur le corps tout entier ou sur l'une de ses parties seulement ; par conséquent aussi, *sur le membre sain* et obtenir, néanmoins, tout l'effet qu'on doit désirer et attendre de cette force mécanique diverse-

(1) *Chirurgie simplifiée*, tom. II, p. 193.

ment appliquée et dirigée. On pourrait même dire qu'on n'a ici que l'embarras du choix, puisqu'il ne s'agit que de se procurer *un de ces points d'appui* et qu'il en existe de précieux sur toute la surface du corps humain. Ainsi, et pour ne citer que des exemples pris dans un ordre peu recherché, je dirai que, dans une fracture de l'avant-bras ou du bras, si vous commencez par tirer sur la main du côté malade (par faire votre *extension*), il vous est loisible aussi de contrebalancer cet effort, en tirant, en même temps, mais en sens contraire, sur le côté correspondant de la poitrine ou du cou, voire même sur la main ou l'oreille *opposées*, etc., etc., et de faire, par là, ce que vous appelez la *contre-extension*.

Les résultats seront, à peu de chose près, identiques à ceux que vous auriez obtenus, si vous aviez tiré directement sur le coude ou vers l'omoplate du côté malade; tout comme on dirait, fort bien aussi, s'il s'agissait d'une fracture *quelconque* du bras ou d'une luxation scapulo-humérale, qu'on pourrait tirer ou faire l'extension, plus ou moins rigoureusement, sur le coude, l'avant-bras, le poignet, la main ou même sur l'une des phalanges des doigts.

N'est-il pas évident, en effet, que ces tractions (1)

(1) Si je dis constamment *les* tractions au lieu de *la* traction, c'est, d'un côté, pour éviter la confusion isophonique avec l'*attraction*, et, de l'autre, parce qu'il existe plusieurs degrés de tractions et qu'il y en a presque tou-

simultanées et en sens inverse pourraient être suffisamment énergiques et poussées assez loin, de part et d'autre, pour déterminer même l'arrachement de l'une des parties qui sert de point d'appui aux moyens avec lesquels l'autre partie exerce ses efforts? Ne voit-on pas clairement aussi, dans la réduction et la contention de certaines fractures bien connues, que celle-ci doit-être la continuation de celle-là, et que les puissances mécaniques qui viennent à bout de l'une et de l'autre (réduction et contention), doivent continuer à se balancer réciproquement pendant une partie de la durée du traitement? Et n'est-il pas hors de doute encore, que l'appareil qui présentera le mieux l'ensemble ou les conditions de cet accord parfait des tractions, se recommandera également comme le plus avantageux, pour le traitement des fractures?

Il suffira donc, dans ce but, d'un point d'appui convenable et propre à assurer une résistance conforme aux efforts qui doivent avoir lieu, lorsqu'on fera tirer sur le pied ou le genou, sur la main ou le coude; et l'habileté du chirurgien consistera alors à faire choix de ce point là, et à diriger, de ce même endroit, les moyens qui seront le plus en rapport, *avec les exigen-*

jours deux genres différents en présence. Le mot *contre-traction*, que quelques personnes ont cru devoir employer, est évidemment ridicule et atteste qu'on est et veut rester sous le poids de l'ancienne locution, ou qu'on tient à en conserver *mordicus* quelques débris. Mais la science ne se paye plus de semblables inepties.

ces de la médecine opératoire; c'est-à-dire, avec les besoins de l'organisme vivant, de la pathologie et de la mécanique appliquée (Chirurgie simpl. T. I. p. 9).

ARTICLE II.

EXAMEN DE QUELQUES OBJETS SPÉCIAUX.

Pour faire ressortir les résultats que j'ai exposés dans ces considérations générales, et afin d'obtenir l'action et la réaction continues qui sont nécessaires à ce mode de traitement, je suis heureux de pouvoir dire qu'il me suffit d'une SEULE *attelle et de deux cravates.* Nous allons passer en revue, dans les deux articles suivants, l'ensemble ou les combinaisons de ces deux ordres de moyens, en les rangeant, tout simplement, sous les lois immuables de la mécanique.

§ Ier. *L'attelle.*

Je ne conserve ce mot qu'à regret et pour ne pas trop innover, parce que rien ne rappelle ici ce qu'on connaît généralement sous ce nom là; au contraire. Ainsi, quant au nombre, il est constamment réduit, dans mon système de contention, je n'emploie qu'*une seule* attelle. Sa forme est le plus souvent *arrondie* au lieu d'être plate. L'endroit où le membre sur lequel on l'applique n'est pas nécessairement celui où siége le mal; c'est, assez souvent, loin de ce dernier et dans une position diamétralement opposée à celle qu'on donne aux attelles, qu'il faut placer mon unique moyen. Son mode d'agir est subordonné à des lois mécaniques d'un tout autre ordre que celui des attelles ordinaires; car c'est en favorisant des tractions en sens inverses et parallèles à l'axe du membre brisé que se manifeste l'action de mon attelle, et nullement par des pressions latérales et perpendiculaires à ce même axe, comme font toutes celles de mes confrères. L'effet de ces pressions est donc *concentrique* de la part de ces dernières, tandis qu'il est *excentrique*, du côté de mon agent mécanique.

Mon attelle sera loin, par conséquent, d'avoir pour mission, soit d'appuyer et de soutenir le membre fracturé, soit de remplacer ce que l'os vient de lui faire perdre en solidité, par l'accident; soit, enfin, de le ramener et de le maintenir, dans sa direction normale, à l'instar des attelles dont on a coutume de revêtir l'extrémité qui est le siége d'une fracture : mais elle est plutôt destinée à offrir par ses deux extrémités, des points d'appui aux cravates, dont l'action doit imiter celle des mains de l'opérateur, lorsqu'il tire ou fait tirer, sur le membre brisé, dans des directions contraires.

La longueur de cette attelle sera très-variable, puisqu'elle pourra s'étendre pour la cuisse, par exemple, d'un côté, de 15 à 25 centimètres au-dessous de la plante du pied et, de l'autre, jusque tout près de l'aisselle; et sa résistance sera telle, qu'elle pourra supporter des efforts, souvent très-considérables, sans plier. Dans ce dernier but, je choisis cette tige, autant que possible, parmi celles qui sont *rondes*, parce que cette forme, comme chacun sait, réunit mieux les caractères de la solidité que les corps plats. Elle a, d'ailleurs, cet autre avantage de se trouver plus facilement partout, puisqu'on aura toujours sous la main, un bâton, un bout de perche, une branche d'arbre cylindrique, un manche à balai, une béquille, une baguette de rideau, de fusil ou un *fusil même.*

J'ai fait voir à l'Académie royale de Marseille, grâce à l'obligeance et à l'amour éclairé du progrès de l'un de ses membres, M. le docteur Cavallier : qu'un *roseau* sec, d'un demi-pouce de diamètre, pouvait amplement suffire au but que nous nous proposons. Rien n'empêche, d'ailleurs, qu'on n'ait recours à une tige plate ou carrée, à un échalas par exemple, pourvu qu'ils offrent une résistance suffisante. Il ne s'agit plus alors que d'ajuster à chacun des bouts de cette pièce, un moyen quelconque, qui permette aux deux cravates de s'y attacher et d'y déployer leurs tractions respectives, dans des directions inverses.

Pour cet effet, on ne pourrait pas se contenter des trous et des mortaises qui sont en usage partout, parce qu'on serait, à chaque instant, sous la dépendance d'un menuisier et que, sans l'intervention de cet artisan, les tractions les plus importantes seraient souvent obliques et n'auraient pas lieu dans le sens convenable; celui de la ligne médiane. Voici donc les arrangements auxquels on devra donner la préférence.

Le bâton, la baguette, ou, si vous aimez mieux, l'*attelle* cylindrique pourra recevoir, à chacun de ses bouts, pour la fixation de sa cravate correspondante, un très-petit fichu ou linge triangulaire, dont on les coiffera; puis on l'attachera par un simple nœud avec les deux longues pointes et, enfin, on nouera encore ensemble ces deux dernières, pour en faire une boucle ou un anneau. On peut aussi percer un trou à ces bouts de bâton et y passer un cordon, comme on le fait aux cannes et aux parapluies. Ce cordon, ainsi que la boucle ou l'anneau ci-dessus, sont très-commodes pour y passer et y retenir solidement, tout lien quelconque : nous donnons, cependant, la préférence a celui qui est formé par le linge triangulaire ou petit fichu.

Ces moyens simples et expéditifs suffiront toujours pour ce qui concerne l'extrémité supérieure de l'attelle, et très-généralement pour l'inférieure; mais, s'il importe d'éviter les tractions *obliques*, qui peuvent résulter pour la partie du membre qui devra s'attacher à l'extrémité inférieure de cette attelle; et s'il convient, dans quelques cas, d'établir ces tractions parallèles à ce membre, on ajustera, à cette extrémité là et comme point d'arrêt, une petite traverse de 8 à 10 pouces de longueur. Toutefois, comme cette pièce, si elle était en bois, aurait encore tous les inconvénients que je viens de signaler, quant au menuisier, et qu'il faudrait une de ces traverses à chaque attelle, il conviendra de l'avoir en fer ou en acier.

Pour cet objet, on se procurera un morceau de tôle, assez fort et ayant un à deux pouces environ de largeur, sur un pied et demi de longueur, qu'on pliera à angle droit, de manière qu'une des branches de cette équerre ait les deux tiers environ de la longueur totale. On appliquera et attachera la courte branche au bâton, avec un lien quelconque, un bout de ficelle, par exemple. Si, au lieu de simple tôle, on se sert d'acier doux ou d'un ressort, cette traverse aura les avantages de l'élasticité de ce dernier et n'en vaudra que mieux. Nous en possédons de pareilles, à l'hôpital de Lausanne, où l'on a creusé quelques rugosités sur les deux branches de l'équerre au moyen d'une lime, afin d'avoir la double utilité, d'arrêter mieux les tours de la ficelle et ceux du lien qui doivent s'y rendre.

Ainsi donc, le bout supérieur de l'attelle sera élevé au-dessus du mal et destiné, avec sa cravate correspondante, à constituer le système de *résistance*; tandis qu'à son extrémité inférieure devra être réservée la faculté d'organiser, au gré de l'opérateur, le mécanisme des tractions en sens inverse de la résistance, et sur la partie inférieure du membre ou de l'os qu'occupe le mal.

§. II. *Les cravates.*

Elles seront faites d'un tissu souple et mollet, tel que le calicot, et auront une longueur et une largeur convenables. Et, comme leur office devra consister à agir par leur plein sur une surface sensible de l'organisme, on en garnira ou matelassera le milieu, avec du coton cardé, afin de rendre plus supportable leur pression, si elle doit être forte et durable. — Malgré cette précaution, il sera utile de placer encore, sur la peau, une couche plus ou moins épaisse de ce même coton, afin d'amortir davantage l'action compressive de ces liens; mais il sera surtout prudent, pour ne pas dire nécessaire, d'entourer le pied, la jambe et le genou, ou la main, l'avant-bras et le coude, d'un lien *compressif*, lorsque ces parties se trouveront situées au-dessous de l'une de ces cravates et sous l'influence de sa constriction permanente.

Attachés et tirés sur les deux bouts de bâton, ces liens représenteront, assez exactement, l'action continue des mains de l'opérateur et l'utilité que nous leur avons reconnue, dans le traitement rationnel, tant provisoire que définitif de la plupart des fractures; voici comment :

L'un de ces liens doit se poser, *d'abord*, comme agent mécanique obligé, dans l'acte non moins nécessaire, de la résistance ; nous lui donnerons, en conséquence, le nom de *première* cravate. L'autre est destiné à s'attacher ensuite à l'extrémité du membre ou de la partie du membre qu'occupe le mal, pour y exercer les tractions nécessaires; nous l'appellerons *seconde* cravate.

A. La *première cravate* est celle qu'il faudra toujours appliquer préliminairement et sur l'endroit le plus propre à résister aux efforts qui auront lieu de la part du second lien ; elle devra donc constamment contrebalancer et vivifier ces derniers, en restant fidèle aux prescriptions de la mécanique, et conformément à cette loi bien connue : *Il n'y a point de force sans résistance*. Celle-ci doit donc être organisée d'avance, si elle doit produire un effet quelconque.

Dans ce but, on pourra établir le siége de cette première cravate sur l'une ou l'autre des aines, sous la plante du pied sain, sous le genou, sous l'aisselle ou le coude, suivant qu'il s'agira d'une fracture du membre thoracique ou abdominal, et qu'on éprouvera le besoin de tirer de bas en haut sur ces endroits là ; puis on dirigera ses deux extrémités vers l'anneau qui se trouve au bout supérieur du bâton pour y être solidement attachées. Il est clair alors que, si par un mécanisme quelconque on cherche à amener, de haut en bas et sur le bout inférieur de l'éclisse, telle partie du corps qui sera placée au-dessus, le pied par exemple, ce ne pourra être qu'en repoussant l'extrémité supérieure du bâton et en tendant la première cravate, *de bas en haut*. De là les tractions en sens inverses dont j'ai si souvent parlé.

B. *Seconde cravate*. Il résulte aussi de ce qui précède que, si l'effet immédiat de la première cravate consiste à tirer directement en haut le point du corps sur lequel elle appuye; celui de la seconde tendra à entraîner constamment en bas, la partie sur laquelle on la fait agir. Ce sera donc, suivant le cas, le pied, le genou, la main ou le coude qui seront abaissés par cette dernière; tandis que le genou, l'aine, le coude ou l'aisselle pourront être entraînés en haut. Si donc on parvient à repousser l'attelle du haut en bas, on produira exactement le même effet, que si l'on tirait le membre dans cette même direction et réciproquement; de sorte qu'il suffira de tendre ou de relâcher l'une des cravates, pour qu'on augmente ou diminue d'autant l'action analogue de l'autre; et qu'on obtienne, par là, les deux tractions au degré jugé nécessaire ou utile. — Les bouts de l'os fracturé se trouveront ainsi placés entre deux forces d'égale énergie, et qui pourront les contenir aussi exactement que s'ils étaient soumis à la puissance intelligente des deux mains de l'opérateur. L'essentiel sera toujours, toutefois, de donner, au plein des deux liens, une position telle qu'ils puissent agir et réagir au gré du chirurgien.

On pourrait, sans contredit, faire arriver les deux chefs du second lien, directement vers l'extrémité de l'attelle, qu'elle soit coiffée d'une simple boucle ou d'une traverse métallique; mais il vaut mieux les replier autour du membre, et se servir, pour les tractions, de deux bouts de rubans ou de cordons, qu'on aura cousus sur les parties latérales du plein de la cravate.

CHAPITRE II.

Application de l'attelle et des cravates dans les fractures des diverses parties de nos membres.

Je dois d'abord faire cette distinction importante : que l'appareil pourra et devra varier suivant que le cas sera plus ou moins grave et compliqué, ou que le traitement sera plus complexe et difficile. Ce traitement pourrait donc se nuancer à l'infini, non seulement eu égard aux susceptibilités diverses des individus, de leur âge, de leur constitution, de leurs circonstances particulières, de leur position sociale, etc. etc. ; mais surtout d'après l'état pathologique du membre affecté. Il est évident, sous ce dernier rapport, qu'une fracture qui peut nécessiter l'amputation ou des opérations très-délicates et des pansements fréquents et douloureux, ne pourra pas être assimilée à celle qui, quoi qu'on fasse et quelle que soit la main qui s'y applique, guérira plus ou moins bien.

Je réduirai, toutefois, à trois ordres seulement, tous

les appareils que réclame cette classe de lésions, à savoir :

1° Ceux pour les fractures *très-graves ;* c'est-à-dire qui peuvent menacer l'existence du blessé, exiger des opérations fâcheuses ou laisser des suites pénibles, longues et désagréables.

2° Ceux pour les affections qui sont moins chanceuses sous tous ces rapports.

3° Ceux pour les fractures ordinaires, sans complication.

Il va sans dire que chacune de ces lésions ne reste pas telle, dès le début jusqu'à la fin, et que celle qui s'annonce comme pouvant avoir une terminaison fatale, peut passer successivement et plus ou moins vite au second et au troisième ordres et *vice versa :* que celles qui semblent le moins faites pour en imposer, peuvent revêtir le caractère de celles du second et même du premier ordre. — On adaptera donc les divers appareils aux différents caractères, sous lesquels se présenteront les fractures, et quelle que soit, d'ailleurs, la date de celles-ci.

ARTICLE PREMIER.

APPAREILS POUR LES FRACTURES TRÈS-GRAVES DE LA CUISSE.

Si je commence par les fractures du fémur et par les plus fâcheuses encore (au nombre desquelles il faut toujours ranger celles du col et du voisinage du grand trochanter), c'est que, si l'appareil qu'elles requièrent est bien compris et suffisant, il pourra, en vertu de l'adage : *qui peut le plus pourra le moins*, être aisément applicable aux fractures simples et légères du même os et, à plus forte raison, à celles des autres portions du squelette, puisqu'elles sont, en général, moins sérieuses.

L'aine et l'ischion, *du côté malade*, semblent, au premier aperçu, être les endroits de tout l'organisme les plus propres à servir de points d'appui, pour la résistance ou l'antagonisme des tractions, en sens inverse de celles qui doivent avoir lieu sur la région inférieure du membre abdominal ou de ses brisures : on devra, en effet, y avoir très-souvent recours. Mais lorsque l'homme de l'art éprouvera le besoin de ménager les organes qui ont leur siége à l'aine, et qu'il pourra craindre que leur pression prolongée, celle des veines surtout, donne lieu à l'engorgement des parties sous-jacentes, ou augmente la tuméfaction et l'irritation de ces dernières ; alors le chirurgien devra chercher son point d'appui ailleurs. Or, il s'en présente trois *sur le membre* SAIN ; *l'aine, le pied et le genou.*

1° Pour faire usage de l'aine, comme point d'opposition, on placera, au devant du pli de la cuisse, le plein de la cravate, et on fera passer ses deux extrémités, l'une devant et l'autre derrière le bassin, pour les réunir au bout supérieur de notre attelle. Mais celle-ci aura été appliquée également le long *du côté externe du membre sain*, son équerre dépassant le pied malade de quatre ou cinq travers de doigts, et son extrémité supérieure s'élevant, *plus ou moins*, au-dessus de la crête iliaque.

Si l'on faisait arriver le bout de l'attelle et des liens, vers le trochanter ou à la hauteur seulement de la crête iliaque, l'action de la cravate serait trop transversale et donnerait lieu à une pression moins rationelle. Il vaut donc mieux la rendre très-oblique, en réunissant les moyens de traction, un peu au-dessous de l'aisselle. La pression se fera alors moins sentir transversalement vers l'aine et sera presqu'entièrement supportée par la région ischiatique.

Quoiqu'il en soit, on aura, par là et dans le bout inférieur de l'attelle, un point d'appui suffisant et très-commode, pour faire tirer sur le pied et abaisser ce dernier, autant qu'il sera jugé nécessaire ou utile.

2° Pour utiliser le pied du côté sain, comme point de résistance, il conviendra, si le genou n'est pas ankylosé, d'empêcher la flexion de cette articulation, au moyen d'une gouttière en carton ou en fil de fer. On placera alors le plein de la première cravate sous la plante du pied, et ses deux extrémités, après avoir été nouées sur le cou de pied seront dirigées de cet endroit là, si propre à une rigoureuse résistance, directement vers le bout supérieur du bâton, en les faisant passer l'une par-devant et l'autre par derrière le bassin. Mais l'attelle sera appliquée sur *le côté externe* du membre *malade* et devra s'étendre, comme dans le cas précédent, jusque près de l'aisselle, afin que l'action du lien ne soit pas trop oblique; car elle sera d'autant moins éloigné de la ligne parallèle à la médiane, que le bout du bâton sera plus élevé le long du corps.

3° Pour faire servir le genou à l'instar du pied, comme il a été dit, on placera le plein de la cravate au-dessous de la rotule et des condyles du fémur, on croisera et nouera, par un nœud *simple* ou *lâche* les deux chefs du lien, et on les dirigera comme ceux du n° 2.

Il résultera évidemment de ces modes de faire :

a). Que l'action destinée à tirer sur la région plantaire ou inguinale, quelle que soit sa violence, ne pourra jamais ni blesser, ni affecter le membre qui est le siége de la fracture.

b). Que cette action se prononcera, cependant, sur le bassin lui-même, directement par l'aine et indirectement par le pied ou le genou.

c). Qu'elle permettra de combiner, toujours, simultanément et par un mécanisme fort simple, les deux genres de tractions qui sont nécessaires au meilleur mode de traitement.

d). Qu'elle aura, en particulier, l'avantage de laisser le membre malade, complètement à découvert et de mettre l'opérateur en mesure de le soigner, le mieux possible, quelles que soient le nombre et la nature de ses lésions.—Or, ce point est de la plus haute importance, comme nous le verrons bientôt, puisqu'il s'agit ici de fractures *fort graves et très-compliquées* de l'os de la cuisse. Aussi pourra-t-il être convenable, s'il est nécessaire d'établir des tractions fortes et longtemps prolongées sur le pied, par un lien susmalléolaire, d'assujettir encore, au-dessus du genou, une nouvelle cravate, analogue par son effet, et de la faire agir simultanément ou alternativement avec celle qui a son siége au-dessus des malléoles. On aura, par cette succursale, des pressions moins fortes quoique continues sur la même région et qui peuvent, sans cette précaution, devenir douloureuses et plus que cela.

Hâtons-nous, toutefois, de rassurer les blessés et leurs chirurgiens, sous ces derniers rapports et par ces considérations : que la contractilité des muscles, la seule cause qui nécessite l'application et l'intervention de tous ces liens; que cette résistance vitale ne tarde pas à se calmer et à rentrer dans l'ombre.

On peut se convaincre de ce fait, en voyant que les liens, si tendus qu'ils soient d'abord, se relâchent bien vite et sans aucun inconvénient. Ce dernier point est aussi heureux que constant, et nous nous en sommes surtout assurés en prenant sur le fait un fracturé du col fémoral, qui s'amusait à détacher sa cravate inguinale et qui nous allégua, fort ingénument pour excuse, qu'il s'était convaincu que son membre ne se raccourcissait pas du tout, *pour si peu.*

Le même phénomène se produit également sur un membre en parfaite intégrité. On obtient, en effet, un allongement considérable de ce membre là, si l'on tire fortement dessus, et il est loin de se dissiper complètement, lorsqu'on vient à lâcher le lien; tant il est facile d'imposer silence aux muscles, en luttant vigoureusement contre leur contractilité. Ce même résultat a lieu, constamment aussi, dans les coxalgies, accompagnées de déviation latérale du bassin (de luxations dites spontanées), lesquelles je traite avec succès par le même moyen mécanique que j'indique ici (*Excentricités chirurgicales*).

ARTICLE II.

APPAREIL CONTENTIF DE FRACTURES PEU GRAVES ET PEU COMPLIQUÉES DU FÉMUR.

Il consistera :

Dans un bâton, placé au côté externe de la jambe et de la cuisse *malade*, et sur lequel viendront agir, à son bout inférieur, la cravate susmalléolaire et, à l'autre, l'inguinale; cette dernière s'appuyera également sur l'aine *du côté malade.*

Nous avons aussi essayé, et *impunément*, un simple bâton qui, au lieu de s'étendre au-dessous du pied n'arrivait qu'à mi-jambe, et auquel s'attachait la seconde cravate, mais celle-ci prenait alors son point d'appui, au-dessus de la rotule et non pas vers les malléoles.

ARTICLE III.

APPAREIL CONTENTIF DES FRACTURES GRAVES ET COMPLIQUÉES DES OS DES JAMBES.

Il a beaucoup d'analogie avec celui pour les fractures graves de la cuisse (Art. 1er). Ainsi, l'aine et la plante du pied du côté sain, pourront être de rigueur; mais le plus souvent, on se contentera du point d'appui, vers l'aine du côté malade et en plaçant, également, le bâton sur la région externe de la jambe et de la cuisse de ce côté-là.

On pourra même, si l'on a recours au lien sous-plantaire, ne faire arriver l'attelle que vers le tiers moyen du fémur, au lieu de la pousser jusque au-dessus du bassin.

ARTICLE IV.

APPAREIL POUR LES FRACTURES PEU GRAVES DES OS DE LA JAMBE.

Il prendra son point d'appui supérieur, à l'aine du côté malade, et même quelques fois sous le genou de ce même côté. Dans le premier cas, l'attelle dépassera le niveau du bassin et, dans le second, elle pourra s'arrêter vers le milieu de la cuisse.

ARTICLE V.

APPAREIL POUR LES FRACTURES DE LA CLAVICULE, IMPOSSIBLES OU TRÈS-DIFFICILES A GUÉRIR SANS DIFFORMITÉS.

Je me suis hasardé de chercher à mettre également mes agents contentifs en regard des fractures de la clavicule, quoiqu'elles semblent incompatibles avec un système de tractions inverses, sur les extrémités de cet os, et que celles-ci n'offrent guère de prise pour celles-là.—Cependant, en réfléchissant que la résistance est toujours forcée ou très-facile à établir du côté du sternum ; que, de celui de l'acromion, on peut assez bien imiter certaines tractions, surtout si on les exécute comme je les ai formulées dans mon nouveau système de déligation, avec deux cravates et en se servant du coude pour diriger l'humérus (1); en voyant, dis-je, que des points d'appui ne me feraient *jamais* défaut ici, j'ai cherché d'en utiliser quelques-uns, pour rendre mon nouveau système applicable aussi aux fractures qui sont les plus revêches, et qui font encore le désespoir, même des plus habiles.

Les difformités qui accompagnent et suivent les fractures de la clavicule, sont toujours le résultat du raccourcissement de cet os, par l'entre-croisement des fragments; de sorte qu'il importe essentiellement de remédier à ce chevauchement ou de le prévenir, en ayant recours à des agents mécaniques qui tendent toujours à *éloigner* l'un de l'autre les bouts des fragments et à les maintenir, sinon écartés, du moins au même niveau et en rapport exact entr'eux, pendant le temps, assez court et nécessaire à leur consolidation provisoire.

Dans ce bût, je commence par placer, derrière les épaules, une attelle, un petit bâton, qui ait une direction en quelque sorte parallèle avec l'os en question. Une de ses extrémités croisera et dépassera de quelques travers de doigts, le quart supérieur du bras du côté de la lésion; tandis que l'autre bout débordera l'omoplate opposée, d'une longueur également de quelques pouces. Deux cravates seront aussi de rigueur, et voici comment :

Le plein de la première cravate s'appliquera vers

(1) *Chirurgie simplifiée*, tom. II, p. 383.

l'aisselle du côté de la fracture ; l'un de ses chefs passera derrière le dos, en contournant l'attelle par une ou deux doloires, et viendra gagner l'angle de l'équerre. L'autre chef se dirigera au-devant du thorax, pour se rendre directement à l'extrémité libre de l'équerre. — Comme celle-ci est assez élevée au-dessus de la région antérieure et supérieure de la cavité pectorale, ce lien ne pourra ni comprimer, ni gêner cette dernière et il aura, cependant, toute la force nécessaire pour agir sur la convexité des premières côtes et, par elles sur la partie de la clavicule qui adhère au sternum.

La résistance ainsi établie, on placera le plein de la seconde cravate *dos à dos* avec celui du premier de ces liens ; de telle sorte qu'il embrassera la partie supérieure et interne du bras et que ces chefs devront se rendre vers le bout voisin du bâton pour y entraîner ou en rapprocher la tête de l'humérus et, par elle l'acromion ainsi que le fragment externe. Celui-ci sera donc, de la sorte, TIRÉ de dedans en dehors et mis, par là, hors d'état de pouvoir chevaucher ou croiser le fragment interne.

Tout n'est pas fait, néanmoins ; car il importe de rapprocher le coude du tronc avec une écharpe, afin que la cravate humérale ne vienne pas à glisser, si le bras s'écartait du corps. Il faut, d'ailleurs, aviser à ce que le plein de ce lien reste fixé au même endroit, et que l'attelle soit également assujettie, dans la position et la direction qu'on lui aura données. Dans ce double but, on commencera par coudre le bout d'une longue cravate, au bord supérieur de celle qui contourne le bras; puis on la dirigera sur l'épaule voisine; ensuite on en entourera l'attelle vers le rachis, par une ou deux spirales, pour la conduire sous l'aisselle opposée; de là, par devant et de bas en haut, sur l'épaule correspondante; pour l'arrêter, enfin, vers le milieu de l'attelle.—Ce lien, ainsi promené, fait l'effet de deux bretelles, qui se réunissent au milieu du dos et qui empêchent l'attelle de descendre. Le chef dorsal du premier lien pourra aussi se trouver convenablement placé pour s'opposer de son côté, à l'ascension de cette attelle; de sorte qu'il sera possible de la fixer comme on le jugera utile, et de lui donner, en fait de directions, celles du trio composé et obligé, *en dehors, en haut et en arrière.*

L'effet de ces deux cravates figure exactement *deux* mains, dont l'une embrasserait la région supérieure et externe de la poitrine, du côté de la fracture, pour la tirer en dedans; tandis que l'autre main agirait sur la partie interne de l'humérus, tout près de sa tête pour repousser celle-ci, et avec elle le fragment externe et *mobile*. Une troisième cravate devrait représenter une troisième main qui retiendrait le bras par le coude, le long du tronc et à bonne hauteur. Quant à l'attelle, elle a pour mission de mettre en relief la force vitale et intelligente qui anime les deux premières mains et qui est réfléchie par les cravates.

Tous ces effets, dûs à la plus simple mécanique appliquée, sont si faciles à saisir, qu'on pourra les obtenir également, par-dessus la chemise et un gilet à manches, et cela d'autant plus que quelques doits pourront se glisser aisément vers l'os brisé et s'assurer, par là, de l'état des fragments, afin de resserrer ou *desserrer*, au besoin, l'un des liens.

Les doloires ou spirales qui serpentent sur l'attelle pour lui assurer une position fixe, auront encore l'avantage de retenir derrière elle une couche plus ou moins épaisse de coton, afin de rendre sa pression supportable. Et quant aux inconvénients qui peuvent résulter de l'action de la seconde cravate sur le haut du bras, on les atténuera au moyen d'un lien compressif placé au-dessous, et, probablement aussi, en ayant recours à une petite gouttière de fil de fer ou de tôle, en forme de selle bien rembourrée, avec laquelle on couvrira et protégera les nerfs et les vaisseaux qui descendent de l'aisselle, si, contre attente, les tractions vives et permanentes exigeaient cette précaution.

Voici, du reste, comment j'ai procédé, pour *mettre en étude* cet ensemble de moyens, et les adapter à la réduction et contention des fractures de la clavicule :

Après en avoir essayé l'effet, sur un cadavre auquel j'avais scié obliquement la clavicule ; et lorsque je me fus convaincu que j'obtenais, par là, plusieurs centimètres d'écartement entre les fragments ; écartement que je ne faisais disparaître entièrement qu'avec un certain degré de compression sur l'épaule (1); c'est

(1) Cette expression de dehors en dedans devait simuler

alors, dis-je, que je me rendis auprès de l'un de nos jeunes malades, qui n'avait qu'un abcès à la cuisse et qui se prêta, très-volontiers, à recevoir mon attelle et mes cravates, et à les garder toute la nuit. Il put alors me rendre compte de ce qu'il en avait éprouvé, et le résultat de cette enquête a été très-favorable. Les jeunes chirurgiens ne feraient point mal de se soumettre, comme-moi, ne fut-ce que momentanément, à de pareils essais sur eux-mêmes.

ARTICLE VI.

APPAREIL POUR LES FRACTURES DE LA CLAVICULE, QUI NE SONT PAS TRÈS-DIFFICILES A CONTENIR.

C'est celui qui est assez connu et que j'ai décrit, Tom. II, page 383 de ma chirurgie simplifiée. Il est si parfait et, par conséquent si simple, si commode et si facile à appliquer, qu'il sera très-rarement insuffisant. Aussi aurais-je pu me dispenser de décrire l'appareil précédent, et, si je l'ai mentionné, c'est pour mémoire et comme complément du système que j'ai adopté.

Il est manifeste que le système de réduction et de contention des fractures de la clavicule, deux opéra-

et remplacer l'action musculaire dont j'ai toujours cherché à faire la part dans mes opérations sur les corps privés de vie.

tions qui sont et doivent être confondues ici; que ce même système doit constituer aussi l'agent mécanique le plus parfait pour la réduction et la contention des *luxations* de ce même os. Il ne laisse rien à désirer, en effet, dans le but de mettre en contact les surfaces articulaires qui tendent constamment à se désunir; et il peut aisément les forcer de rester en rapport exact, pendant tout le temps qui est nécessaire à la réunion et à l'affermissement des ligaments et des appareils destinés à l'état normal de l'articulation. Tout cela résulte de ce fait incontestable : qu'il existe, entre les indications thérapeutiques des fractures de la clavicule et celles de ses luxations, la plus grande et la plus rare analogie.

CHAPITRE III.

Objets divers relatifs à ce mode de traitement,

Il est assez inutile que je m'étende davantage sur les bases qui président à cette méthode de traiter les fractures ; mais je dois entrer dans quelques détails sur un assez grand nombre d'objets qui s'y rattachent.

ARTICLE PREMIER.

SUSPENSION DES APPAREILS DÉSIGNÉS DANS LES SIX PREMIERS ARTICLES PRÉCÉDENTS.

Cette suspension a lieu, au moyen d'une petite planche (1) d'un pied environ de longueur, sur 6 à 8 pouces de largeur, pour un adulte. On la recouvre d'un

(1) En lieu et place de cette planchette; nous nous servons, à l'hôpital, d'une gouttière plate en fil de fer que nous préparent les infirmiers et qui, entre autres avantages, présente ceux d'une plus facile suspension et de points d'appui plus commodes pour maîtriser mieux certains fragments dans quelques fractures de la jambe.

coussin et on la place derrière les mollets, s'il s'agit d'une fracture de cuisse ou de jambe.

On fixe, aux deux extrémités de cette planchette, un bout de corde qu'on fait passer transversalement au-dessus des jambes, comme ferait l'anse d'un panier; et on attache, au milieu de celle-ci, une autre corde verticale au moyen de laquelle on peut soulever les jambes par un mouvement de totalité, et les suspendre au-dessus du lit (*Chirurgie simplifiée*, t. II, p. 319.).

Ce soulèvement et cette suspension ont pour effet immédiat l'isolement de l'appareil, sa facile mobilisation et la faculté de lui imprimer, ainsi qu'au membre superposé et au malade lui-même, tous les mouvements parallèles à l'horison; le tout, sans la moindre inquiétude pour le résultat final, et comme si cela s'exécutait avec le secours des mains intelligentes de l'homme de l'art. Il convient, pour cet effet, que la partie du lit qui correspond aux pieds, soit assez abaissée, pour que l'élévation de ceux-ci, par la suspension, reste au niveau du genou, de la cuisse, du bassin, et que ni le fémur, ni la région supérieure du tibia, s'ils sont le siége de fractures, n'aient pas de tendance à s'incliner en arrière.

ARTICLE II.

TRAITEMENT LOCAL DES FRACTURES.

La suspension et les tractions simultanées, telles qu'elles ont été indiquées plus haut, ont lieu, comme on voit, sans embarrasser, ni couvrir ou voiler les parties affectées; de sorte que le siége du mal se trouve parfaitement à nu et le membre complètement à découvert.

C'est cette heureuse circonstance qui me permet d'insister sur les avantages suivants :

Ils consistent dans l'application facile et commode des divers topiques et de TOUS les procédés opératoires qui peuvent être jugés nécessaires ou utiles à l'état des parties lésées, *tant molles que dures.*

Comme c'est assez généralement contre la douleur, la tuméfaction et la tendance à l'inflammation, ainsi que contre les suites graves de cette dernière que doivent être dirigés les moyens locaux; il est facile de prévenir ou de combattre ces accidents, avec les nombreux topiques qui sont à la disposition du praticien. Dans ce but, je me hâte d'appliquer sur le membre des fomentations émollientes, résolutives ou calmantes, de les maintenir au même degré de température, en les couvrant d'un tissu imperméable, et d'aider leur action par une compression convenable et continue. Chaque médecin pourra, du reste, varier ces topiques obligés au gré de ses désirs et leur substituer la glace, l'eau et les irrigations froides, etc., etc.

C'est surtout dans les fractures compliquées que ressortiront les avantages de cet ensemble de procédés. Et, d'abord, ces fractures pourront et devront être réduites, TOUTES, *sur le champ*, quelle que soit leur gravité, puisqu'il sera donné au praticien de procéder sans inconvénient à cette réduction et d'appliquer également et constamment tous les moyens qu'exigeront leurs diverses complications.

Le membre sera donc ainsi ramené et maintenu, sans retard, et sans passer par un appareil provisoire, à sa longueur et direction normales, et on pourra toujours constater, facilement et à tout instant, le dérangement qui s'opérerait dans ces deux sens et y remédier incessamment et de la manière la plus commode et la plus simple. Or, tous les praticiens savent assez que, dans un grand nombre de fractures, ils ne peuvent, pour la coaptation, que se régler sur la direction et la longueur que présente le membre qui est cassé.

Les déplacements suivant l'épaisseur et l'axe de l'os seront, de même, aisément reconnus et leur mise en ordre aussitôt obtenue, puisque les fragments ne chevaucheront JAMAIS que par la faute de l'homme de l'art, et qu'il pourra, par conséquent, les repousser ou les ramener, sans peine, en donnant au genou ou au pied, telle inclinaison qui sera jugée la plus convenable.

Le maintien exact de la coaptation s'obtiendra, assez bien d'ailleurs, soit par les linges mouillés, *serrés* et *épais*, soit par la toile imperméable et un peu *consistante*, ainsi que par le lien destiné à comprimer ce bain local et à le constituer en une large et *compacte* VIROLE. Notez encore que, bien loin de molester les parties lésées, ce moyen contentif et légèrement compressif tendra, au contraire, à les calmer et à les disposer favorablement.

Lorsque, par cette facile et rationnelle médication, et au bout d'un temps plus ou moins long, tous les symptômes d'irritation et ceux de complications fâcheuses, ou la crainte d'accidents éventuels seront dissipés, il sera loisible, à tout chirurgien, ou bien de continuer ce même simple et commode traitement jusqu'à parfaite guérison, ou d'appliquer tel autre de ses appareils de prédilection; cartonné, amidonné, dextriné, plâtré, et même, s'il veut, de *faire marcher ses fracturés*.

Je me permets aussi ces licences, avec mes gouttières en fil de fer ou avec les linges amidonnés d'avance et placés à ma manière (1). Je les applique même dans les fractures obliques du corps du fémur et dans celles du col de cet os; alors, du moins, que le col provisoire

(1) *Excentricités chirurgicales*, p. 124. — Le savant Pertusio, chirurgien ordinaire du grand hôpital de Turin, a écrit un petit Traité sur ce mode de faire, qu'il a apprécié avec trop de faveur sans doute, mais dont il a fait et indiqué un usage qui caractérise l'habile et judicieux opérateur.

a acquis quelque consistance et que je n'ai plus la moindre crainte sur l'exacte direction du membre, et sur le maintien de sa longueur normale. Jusques là, cependant, j'autorise le malade à prendre toute espèce de positions dans son lit; d'y faire des mouvements variés et de changer sa couche aussi souvent qu'il le désire. Je suis d'autant plus tranquille à cet égard, que les fragments sont parfaitement immobiles, à l'abri de fâcheux dérangements, et que le membre est garanti contre toute difformité, même *apparente*.

Ces avantages incontestables résultent de ce que les parties dures et molles sont constamment et suffisamment tirées en sens inverse; que les muscles qui environnent les fragments osseux sont assez tendus pour leur servir d'appui; qu'ils font mieux encore que l'office des bandelettes de Scultet, puisque leur action est immédiate sur l'os brisé. Et si vous ajoutez à ces causes de sécurité, outre la suspension, l'épaisse virole dont je viens d'indiquer le double usage, vous conviendrez qu'il faudrait, en face de tous ces moyens de contention, une négligence, une imprudence et une violence bien extraordinaires, pour apporter un dérangement sensible à la coaptation.

Rien n'empêche, assurément, que ces explications en faveur d'une exacte contention ne puissent être admises et paraître justes; mais, ce qui vaudrait mieux encore, c'est que les faits constants et les mieux constatés, tant sur le vivant que sur le cadavre, ne laissent aucun doute sur les résultats positifs que j'annonce.

J'ajouterai seulement qu'il m'a paru, que toutes les fractures traitées par mes moyens, ont été consolidés, plusieurs jours au moins *avant le temps* qui est généralement fixé pour cette opération, et cela pour trois raisons : l'immobilité parfaite, l'absence de gène et de toute cause d'irritation vers le siége du mal, et l'application de topiques propres à prévenir et à dissiper promptement l'état pathologique qui complique, presque toujours, la situation.

A ces trois motifs j'ajouterai ce quatrième, qui m'a été suggéré par M. le docteur Bureaud Riofrey : c'est que, n'ayant nul besoin de pousser bien loin le traitement antiphlogistique de mes fractures et pouvant les nourrir, de bonne heure et sans inconvénient, ils se trouvent en état de fournir bien vite les éléments nécessaires à leur prompte guérison.

ARTICLE III.

SUR QUELQUES QUESTIONS DE MÉCANIQUE APPLIQUÉE.

Quoique j'appuie si souvent et si fortement sur les lois de la mécanique, comme base de mon système de contention, on aurait tort de s'imaginer cependant que je sacrifie à cet indispensable principe, davantage et plus exclusivement que tous mes confrères. Je tiens, au contraire, bien autrement compte et je fais la part beaucoup plus grande qu'eux des exigences *secondaires*, même les plus minutieuses du traitement des fractures, ainsi que des conditions les plus favorables à son heureuse issue. C'est même pour dominer mieux tous les détails de ce traitement, que je combine et que j'accumule mes agents purement mécaniques; et c'est ainsi que je me ménage constamment l'emploi des topiques et des médications les plus propres à venir au secours des affections locales les plus fâcheuses.

Il n'existe rien ou il ne peut presque rien exister de semblable avec les appareils ordinaires, et on y tourne évidemment et exclusivement autour de la contention pure, simple et absolue, avec les agents les plus lourds, les plus ridiculement compliqués et les mieux faits pour masquer et contondre les parties molles. Il semble vraiment qu'on prenne à tâche, par cette étrange accumulation de pièces informes, non seulement d'empêcher l'homme de l'art de venir en aide à la nature et aux tissus affectés, mais encore de connaître l'état pathologique dans lequel languissent ces derniers.

Voyez le plus récent et le plus vanté des appareils, l'INAMOVIBLE, et dites-nous comment il peut être légitimé autrement que par la stricte, dure et sèche observation des préceptes les plus grossiers de la mécanique. Aussi M. Pasquier, membre actuel du conseil général de santé, n'a-t-il pu retenir son indignation à la vue des victimes de cet appareil, et il l'a courageusement stygmatisé dans la *Gazette des Hôpitaux*.

On a, du reste, trop perdu de vue dans les livres, les écoles et les cliniques, sinon à la honte des chirurgiens, du moins au détriment de leur belle profession, les faits suivants :

La mécanique repousse la forme *plate* des attelles s'il s'agit d'appuyer des corps *arrondis* comme sont nos os, vu qu'elles ne peuvent agir que par une seule et presque imperceptible TANGENTE ou ligne de contact. Une baguette, un simple fil de fer, sont donc préférables et plus en rapport avec les lois de la science et avec la raison. Il n'existe, en effet, que trois seules de ces lignes, lorsqu'on fait usage des trois attelles normales ou classiques des praticiens, quelle que soit, d'ailleurs, la largeur qu'on leur ait donné. Tandis que mes gouttières en fil de fer en présentent ordinairement *sept*, qui, comme toutes les tangentes, appuyent perpendiculairement sur le membre. Bien que ce soit sur les 2/3 ou 3/4 seulement de celui-ci, c'est plus que suffisant, comme cela nous est démontré par la mécanique et les mécaniciens les plus vulgaires (1).

L'appareil, dit *inamovible*, et qui embrasse le *pour tour entier* de l'extrémité lésée, offre un nombre presque infini de ces mêmes tangentes, et c'est la raison pour laquelle il est si énergique, comme moyen contentif, *quand il est permis de l'appliquer*. Mais cette surabondance de points de contact n'est pas seulement inutile, elle est, en effet, entre des mains inhabiles ou peu exercées, une des nombreuses causes du danger et des catastrophes qui en sont trop souvent les

(1) *Chirurg. simpl.*, tom. II, p. 224.

suites. Aussi, convient-il, comme chacun sait, de s'en défier, surtout *au début* des fractures et quand celles-ci sont accompagnées d'irritation et de complications graves.

Le nouvel appareil que je préconise ne peut *jamais* avoir cet inconvénient; il permet, au contraire, de prévenir ou de combattre tous les accidents primitifs, avec les plus grands avantages, et cela d'autant mieux qu'ils ne peuvent pas facilement échapper à nos regards.

Il est, d'ailleurs, le plus simple et le plus innocent de tous les moyens qui sont propres à traiter, *provisoirement*, les fractures graves; à ménager à l'opérateur la facilité de faire usage, plus tard, de son appareil de prédilection; à être appliqué, rapidement etc., faute de mieux, dans tous les cas urgents, et à servir pour le transport indispensable d'un fracturé loin du lieu du sinistre. Aussi, quel que soit l'accueil qu'on lui réserve, je doute fort qu'on puisse s'en passer raisonnablement dans les circonstances que je viens d'énumérer.

Je dois ajouter, à ce sujet, qu'il est facile et, d'ailleurs, convenable, chaque fois qu'il s'agit d'éprouver l'efficacité ou la portée des moyens contentifs des fractures, *quels qu'ils soient*, de faire les premiers essais sur des individus bien portants, et de ne pas attendre qu'il s'en présente avec un membre brisé, comme on a coutume de le faire. Il semble, en effet, que quelques personnes prennent à tâche d'épier de la sorte une bonne occasion de mettre en évidence leur gaucherie, si ce n'est leur ignorance, ou de reculer, sans raison, devant un cas qu'elles avaient peut-être réservé et qui était propre, en effet, pour l'instruction des élèves (1). C'est d'autant plus maladroit de leur part, qu'il est toujours plus commode et aussi instructif, n'en déplaise aux rigoristes en fait d'observation chirurgicale, de placer et d'étudier un appareil à fracture, sur un membre parfaitement intact, que sur un autre qui serait très-mutilé. Je me réfère, d'ailleurs, à ce que j'ai rapporté dans ce même sens, à la fin de l'article XIII, concernant les fractures graves de la clavicule.

Quant aux manipulations sur les corps privés de vie, nous les avons variées de toute manière, et elles ont constamment répondu à notre attente. Nous avons, par exemple, coupé obliquement les os de la jambe et celui de la cuisse du même côté, et appliqué sur ces fractures, horriblement compliquées, les tractions en sens contraire. Décidément on n'eût pu ni les réduire, ni les maintenir réduites, ni les panser aussi avantageu-

(1) Je recommande à ces jeunes confrères, si par hasard ces lignes passent sous leurs yeux, de ne pas donner dans ces errements; et je les engage même, afin de les lire avec plus de fruit, de faire sur eux-mêmes l'essai de mes moyens au fur et à mesure que j'en décris la minutieuse application. Je leur garantis qu'ils n'emploieront point mal leurs loisirs, et que cet exercice leur profitera davantage qu'ils n'osent l'espérer pour leur future pratique, et même pour mieux apprécier les préceptes de leurs maîtres, *soit en bien*, *soit en mal*.

sement, avec aucun des moyens mécaniques connus, en dehors de mon appareil, et en tenant compte de l'absence de l'état physiologique.

Ce sont là, du reste, des assertions qui peuvent être facilement constatées, en fort peu de jours et par un nombre suffisant de bons observateurs; elles le seront et je m'y confie.

S'il arrivait, toutefois, dans un cas exceptionnel, qu'un des fragments eut une tendance à dévier, les petits et innocents moyens ne nous manqueront jamais, ainsi que les points d'appui nécessaires, pour ramener aussitôt et maintenir à sa bonne place le bout d'os récalcitrant. — Tel sera le cas aussi des fractures du péroné, pour lesquelles nous n'aurons pas besoin de l'attelle de Dupuytren.

Lorsque, pourtant et contre toute attente, on croirait nécessaire de renforcer la virole dont j'ai fait mention, on pourrait appliquer, par-dessus, une de mes gouttières métalliques. Mais, pour l'amour du ciel! qu'on ne fasse par usage de ces curieuses machines étamées ou *galvanisées* qui ont été étalées, l'hiver dernier, dans le magnifique établissement de M. Charrière, à Paris! Il semble vraiment que ceux qui les ont voulues de la sorte, pour le service de l'armée française, aient eu l'intention de faire tomber dans le domaine du ridicule et de la caricature, un instrument aussi simple qu'éminemment pratique. Décidément j'ai joué de *guignon* avec le fil de fer!

Plusieurs fois nous avons vu dans des fractures obliques du corps du fémur et dans celles de son col, un raccourcissement de 4 ou 5 centimètres disparaître assez facilement, sous la puissance de nos premières tractions; mais ce n'était qu'une perfide apparence et l'effet de l'inclinaison seule du bassin, du côté du mal; ce que nous avons pu constater, par la mensuration prise de l'épine iliaque antérieure, à la rotule ou à la malléole externe. Aussi, le raccourcissement *réel* ne s'amendait-il et n'obtenions-nous l'allongement nécessaire que par des tractions ultérieures et successivement plus énergiques, et lorsque nous étions parvenus à faire descendre le pied de 5 ou 6 centimètres, au-dessous du niveau de son congénère.

Cela ne doit pas trop surprendre, quand on réfléchit que le bassin est susceptible de s'abaisser latéralement et que, s'il est fortement attiré en bas d'un côté, il est, de l'autre, repoussé en haut, par une puissance non moins énergique. C'est exactement comme si l'on pressait sur l'un des plateaux d'une balance, tandis qu'on soulèverait l'autre plateau d'autant. Mais il est un terme, aux résultats de ces actes inverses, qui permet aux tractions sur le pied de reprendre toute leur activité, toute leur valeur thérapeutique. Il m'importait de signaler ces faits et d'avertir, qu'il ne faut arrêter les tractions que lorsque, par une mensuration exacte des deux membres, on aura acquis la certitude qu'ils sont réellement égaux en longueur. Cet avis peut n'être pas indifférent dans le traitement vulgaire des fractures.

Il est évident, du reste, que, lorsqu'une fracture

est *fort simple* ou jugée telle, j'aurais bien mauvaise grâce d'insister, auprès d'un chirurgien *éclairé*, pour qu'elle soit traitée, par lui, absolument d'après mon procédé. Chacun, au contraire et *jusqu'à mieux informé*, caractérisera les fractures d'après la gravité qu'il leur reconnaîtra, afin de recourir, d'emblée, à l'un de ces appareils, dont il a eu lieu d'être satisfait en pareilles circonstances, et qu'il suppose le meilleur de tous. Je crois même devoir, à ce sujet, établir *trois* classes de fractures, au lieu de deux : les très-graves, les peu compliquées et les très-simples. Les deux premières exigeront, *pendant un temps plus ou moins long*, d'être traitées par un appareil à tractions continues et opposées ; mais la troisième classe sera laissée au libre arbitre du routinier de profession et du simple rebouteur, comme du plus habile des praticiens. Celui-ci, pouvant néanmoins toujours faire la part des vrais principes thérapeutiques, saura passer, successivement et à propos, de l'appareil des fractures très-graves à celui des moins compliquées et des plus simples, et *vice versa*, suivant que l'état pathologique se sera amendé ou qu'il aura pris une plus mauvaise tournure. —Cette conduite est dans l'ordre logique, et d'une saine pratique.—Tant pis pour l'homme de l'art s'il en dévie, en se laissant influencer par l'esprit de routine et de coterie, et en s'obstinant avec les mêmes agents mécaniques, les circonstances ayant changées.

Ce ne sont pas seulement les vaisseaux et les nerfs inguinaux ou axillaires qu'il faut chercher à ménager, lors d'une fracture grave de l'un ou de l'autre membre ; ce sont encore les muscles qui passent vers la région supérieure de la cuisse qu'on doit éviter d'irriter par des pressions insolites et fortes. Leur contraction et leur résistance pourraient solliciter, de cette manière, par sympathie ou similitude de fonctions, d'autres susceptibilités musculaires qu'il faut se garder de réveiller. Toutes ces considérations feront donc un devoir au chirurgien de placer, aussi rarement que possible, la première cravate sur l'aine du côté affecté. — Mais il n'oubliera pas, toutefois, ce fait important de pratique, que je me suis empressé de signaler, à savoir : que les tractions vigoureuses seront rarement de durée, et que l'action du lien sur les organes susmentionnés ne sera rigoureusement ni assez longue, ni assez forte, pour arrêter un praticien judicieux ou changer ses déterminations.

Dans la fracture des deux membres inférieurs *à la fois*, le même appareil sera amplement suffisant ; mais la première cravate ainsi que l'attelle seront placées de droit, du côté du membre qui paraîtra le moins maltraité, et on attachera son pied également à l'équerre et à côté du congénère. Tout cela sera toutefois interverti, dès qu'on s'apercevra qu'on s'est trompé ou que les circonstances sembleront l'exiger. Ce déplacement ne sera qu'un jeu innocent et l'affaire de quelques minutes, comme il est facile de le reconnaître *à priori* et sans ultérieures explications.

ARTICLE IV.

LA DÉAMBULATION DES FRACTURES.

Je l'adopte et il m'est facile d'y avoir recours, avec quelques-uns de mes moyens simples de contention. Je permets, en effet et depuis long temps, l'exercice *sur le membre sain* et avec les béquilles, en attendant que celui qui est cassé soit en état de fonctionner; je reconnais que cet exercice rend au premier et *avant le temps*, la force et la souplesse que le séjour au lit lui a fait perdre et lui ferait perdre davantage encore; et que le second ne tarde pas à participer à ce bien-être; de sorte que la convalescence se trouve, par là, sensiblement et agréablement abrégée. C'est là un progrès de la chirurgie moderne et qui est dû, il faut en convenir, au plus chaud partisan des appareils inamovibles, au célèbre Seutin; mais il est loin d'être exclusivement et plus facilement affecté à ces derniers, ainsi qu'on a voulu le faire croire (1). Je le réclame, avec non moins d'insistance que ce qui fait le sujet de l'article suivant; sujet qui est d'ailleurs beaucoup plus important que la déambulation, dans le cours du traitement des fracturés, puisqu'il s'applique également au membre supérieur.

(1) *Chirurg. simpl.*, tom. II, p. 288, où j'indique plusieurs manières commodes et *nouvelles* de faire marcher les fracturés.

ARTICLE V.

LA MOBILISATION DES ARTICULATIONS.

Elle est commandée par le besoin de prévenir la raideur des jointures qui résulte toujours, plus ou moins, de leur *absolue* immobilité. Heureusement que celle-ci est loin d'être de rigueur, et qu'il dépend de l'homme de l'art de changer momentanément cette extension (1) forcée et cette absence complète de mouvements contre des flexions variées. Il suffit de rappeler et de simuler, à volonté, successivement, et même *chaque jour*, ces mouvements respectifs, et de les combiner avec des tractions purement manuelles. Pour cet objet, on lâchera l'un des liens de notre attelle et on le remplacera par l'action judicieuse et équivalente des mains, pendant les quelques instants employés à ces inflexions du membre malade.

Ces précautions ne sont pas utiles seulement lors de l'application de mon moyen contentif ; elles sont nécessaires également avec tous les appareils où l'immobilité absolue et permanente des jointures est malheureusement de rigueur ou envisagée comme telle. Mais c'est en vain que MM. Tessier et Raibard ont fait voir les

(1) Le mot est ici à sa place et dans sa véritable acception, c'est-à-dire en opposition avec celui de *flexion*.

graves inconvénients de cette pratique ; les chirurgiens semblent, par leur silence, ou ne pas croire aux dangers signalés par les docteurs lyonnais, ou n'avoir rien à opposer pour les prévenir.

Il est incontestable, cependant, que le maniement des articulations, aussitôt qu'il peut avoir lieu sans crainte, est, avec la déambulation, le meilleur moyen d'abréger la convalescence dans les cas de fractures, et de s'épargner bien des regrets. L'une rappelle la force et la souplesse vers le membre sain par des exercices naturels, et en apparence prématurés ; l'autre s'oppose à l'ankylose, vraie ou fausse, ou la détruit par des manipulations artificielles et bien rarement intempestives. Ces dernières sont surtout faciles, simples et innocentes, lorsqu'on a recours à un mode de pansement basé sur des tractions en sens inverses, et qu'on veut bien y avoir cette foi robuste qu'on éprouve généralement en faveur de l'*extension* et de la *contre-extension*.

On tirera donc, dans ce but et avec une force suffisante, sur le bas et le haut de la jambe, dans les fractures de ce membre, lorsqu'on voudra faire jouer les articulations du pied et du genou. On agira de même au-dessus de celui-ci et on entourera judicieusement avec les mains, véritables gouttières intelligentes, le fémur, vers le lieu de sa fracture, s'il est question de fléchir et d'étendre alternativement la jambe sur la cuisse. On pressera circulairement et on tirera, de la même manière encore, sur l'endroit de la fracture du fémur, ainsi que sur le bassin, lorsqu'on voudra imprimer de légers mouvements de *va et vient* à l'articulation iléo-fémorale. Enfin, on suivra exactement la même conduite pour assouplir graduellement, prudemment et *en temps opportun*, les jointures du membre thoracique. Sans quelques-unes de ces précautions, surtout si la coupable incurie du chirurgien a laissé prendre une mauvaise position an membre, on pourra être dans le cas de devoir recourir à la toute puissante *rupture des ankiloses,* en dépit de sa solennelle proscription par la plus illustre des académies de médecine.

ARTICLE VI.

CARACTÈRE DE LA NOUVELLE MÉTHODE.

Après ce qu'on vient de lire, comment pourrait-on ne pas envisager ce système comme VRAI, puisqu'il s'adapte à la majorité des fractures; que la théorie et la pratique sont d'accord *en tous points* dans cette application; qu'elles s'éclairent mutuellement, et qu'elles sont en parfaite harmonie avec ce que j'ai appelé *les exigences de la médecine opératoire.* (Chirurg. simpl., tome I, page 9.)

Ces considérations expliquent, d'ailleurs ce fait, qu'auront de la peine à comprendre, je ne dirai pas seulement les routiniers de profession, mais tous ceux qui aiment à s'étayer de l'expérience et ne jurent que par elle : les points fondamentaux et les plus saillants de ce mémoire ont été élaborés dans le silence du cabinet et avec une telle précision, qu'un matin et *sans autre essai préliminaire*, j'invitai mon interne, M. Chollet, à appliquer l'appareil que je lui indiquai, sur la première fracture de cuisse ou de jambe qui se présenterait.—Dans la journée même il arriva, sans pansement aucun et de deux ou trois lieues de distance, une fracture oblique du corps du fémur.—Je n'eus rien à changer à l'appareil, celui de l'article I, et la guérison fut complète.

Dès-lors et pour les diverses modifications qu'on connaît, j'ai de même désigné d'*avance*, *constamment et avec la plus grande précision*, tous les autres appareils spéciaux, sans avoir besoin de leur faire subir des changements essentiels. Ils ont, au contraire, presque toujours dépassé nos espérances et nos prévisions.

J'avais imaginé, certain matin, avant de monter à l'hôpital, l'appareil XIII, pour les fractures graves de la clavicule, et je n'ai eu qu'assez peu à y changer, près du cadavre, *quelques heures* après avoir abordé ce mode de pansement. Il n'avait, cependant, pas son pareil encore.

D'autres que moi appelleront *des efforts de génie !* ce qui n'est que le résultat tout naturel de la lente coordination, de la patiente combinaison, du simple enchaînement des idées, de la longue méditation, de la pure solidarité de l'ensemble de nos connaissances, de nos aperçus les plus communs en face de nos observations journalières ; ce qui n'est, en un mot, qu'un assez vulgaire CALCUL (1). Sans doute que ce calcul-là qui est accessible aux facultés d'une foule d'*animaux*, ne repose ni sur des chiffres, ni sur des formules algébriques, comme ceux de l'immortel Leverrier; mais il a pourtant son genre particulier de *certitude*, et qui relève des rapprochements qu'on peut faire, entre certaines causes manifestes et leurs effets constants; certitude dont il est facile de tenir compte dans les divers ordres de nos opérations intellectuelles et de nos relations physiques avec le monde extérieur. Aussi, ce genre spécial de calcul ne doit-il pas moins être rangé parmi ceux qui sont désignés, même *à priori*, comme rigoureux et *incontestables*. (Excentricités chirurg., p. 54.)

J'insiste sur ces propositions avec d'autant plus d'assurance, que j'en ai éprouvé toute la portée, lorsque j'ai fixé, *à priori*, l'effet des ligatures en masse, celui du cordon cardé, des grosses sondes métalliques, du fil de fer, du MOUCHOIR pour mon nouveau système de déligation, des cautérisations avec le marteau et les acides, du redressement des gibbosités, par leur simple assimilation à des arcs de cercle, etc., etc.

Je dirai même que les points les plus saillants de certains mémoires que j'ai publiés sur ces divers sujets et de celui-ci, en particulier, ont été comme improvisés et sont sortis d'un seul jet et à la file d'une série de ré-

(1) Newton est arrivé à la solution du problème du monde en y pensant toujours, comme il le disait lui-même, vérifiant cet axiome assez connu, *que le plus souvent le génie c'est la patience.*

flexions des plus naturelles. Celles-ci se sont multipliées, également et sans hésitation, dès que je les eus liées entre elles, au moyen d'un fil tout aussi précieux et beaucoup plus sûr que celui d'Ariane.

Tel est, pour dire ces belles choses plus simplement, tel est le caractère constant de ce qui est fondé en vérité et en raison.

C'est aussi celui que j'aperçois dans mes principes actuels et qui me donne la confiance d'obtenir, par mes appareils, l'heureux traitement d'un grand nombre de fractures, *quoique je n'aie eu encore* AUCUNE *occasion d'en faire usage et de les voir fonctionner.*

Que ne vont pas dire, de cette outre-cuidance, les fervents et timides adorateurs du culte de la *Magistra rerum*! Et ne vais-je pas passer à leurs yeux pour un véritable aliéné? Qu'ils veuillent bien, toutefois, m'écouter un instant, et à l'écart de l'autel de cette divinité payenne.

Je soutiens donc : que les idées les plus saines peuvent éclorent et jaillissent, en effet, de la connaissance pure et simple des conditions qui sont indispensables à la thérapeutique des fractures; que cet ensemble de réflexions suffit pour permettre de tracer un *plan* de traitement et d'établir un *programme* de procédés et de moyens curatifs qui ne laissent rien à désirer; et qu'on n'a nul besoin, pour les juger bien, de les soumettre, même à l'*expérimentation clinique*. Mais, pour arriver jusques-là, il faut se sentir assez d'indépendance et de courage pour sortir de l'ornière battue, et pour braver les pressions et l'intimidation de la part des doctrines préconçues, des réserves sans fin et de l'appel incessant et obligé qu'on fait à ce terrible fantôme, qu'on connaît sous le nom d'*expérience*. — Il importe surtout de mettre *un peu* en pratique ce que disait et faisait Descartes : « Douter pour arriver à la vérité. — Désap-« prendre à jurer par l'autorité du maître. — Conser-« ver le plus profond mépris pour tout ce qu'on lui « avait enseigné. — Ne s'y attacher que lorsqu'il ne « trouvait rien de plus satisfaisant. » (DICTIONNAIRE DE LA CONVERSATION, *Descartes*.)

Telle a été, telle est et telle sera toujours, j'espère, ma position chirurgicale. Grâce à elle, il m'a été donné de fonder mon nouveau système thérapeutique sur ce que je savais *très-positivement*, touchant l'anatomie des organes affectés de fractures ; leurs susceptibilités physiologiques, leurs désordres présents et futurs, et l'action des meilleurs appareils à opposer à ces derniers. — Si j'ai réussi, avec mes faibles moyens, comment l'anatomiste le plus vulgaire, le plus mince physiologiste, le pathologiste le plus commun, et le mécanicien le moins prétentieux ; comment ces quatre individus ne seraient-ils pas en mesure, avec un peu de sens commun, de bonne volonté et de patience, d'établir des *calculs* exacts et analogues sur tel ou tel fait clairement déterminé, et dans telle ou telle circonstance suffisamment précisée? Oui, ils le peuvent et ils le pourront toujours mieux sans aucun doute ; car il n'est pas un chirurgien qui, de nos jours, ne possède, très-bien et *à lui seul*, les qualités que j'ai supposées ne se trouver que médiocrement et individuellement dans les quatre spécialistes sus-mentionnés.

Mais, pour émanciper ce malheureux confrère et le dégager des ignobles langes où l'on voudrait l'emprisonner éternellement, il importe qu'on ne vienne pas, à tout propos et comme on a coutume de faire : *vanter* la marche routinière que suit religieusement l'école; *exalter* tel professeur qui n'en dévie pas du diamètre d'un cheveu; le *poser* comme un modèle à imiter en tous points; l'*élever* comme un drapeau auquel il faut rester fidèle; *parler* sans cesse des individus et de leur prétendu génie au lieu de s'attacher aux principes, à leur développement et à leur combinaison, à l'aide d'une saine logique et d'une philosophie de bon aloi; il faudrait, pour tout dire enfin, *cesser d'engager*, sans répit, une honteuse lutte de l'intelligence et de la raison, contre les pratiques traditionnelles et les préjugés des académies.

Il est assez curieux, à cette occasion, de rapprocher les deux passages de deux feuilles publiques qui ont paru *le même jour*, 15 novembre 1846, à Paris.

L'une de ces assertions se rapporte à la création d'une des merveilles des temps modernes, le canal qui conduit l'eau de la Durance à Marseille, ouvrage magnifique dû au travail opiniâtre et au goût éclairé d'un de mes compatriotes, M. Mayor de Montricher. L'autre, non moins explicite et la contre-partie, a retenti dans le discours d'ouverture de la faculté de médecine.

Voici les nobles et encourageantes paroles de la première, extraites de la *Revue nouvelle* : « Non ! vous ne « ferez rien de neuf, rien d'original, rien de véritablement approprié à nos besoins, à notre usage, « avec les principes de l'école ! Tant que vous imiterez servilement les exemples du passé, tant que vous « assemblerez dans *un même monument* (lisez *corps* « *scientifique*) les détails les plus hétérogènes, vous « ne produirez que de déplorables médiocrités, sinon « de révoltantes monstruosités. »

Telles sont les assertions déplorables et dégradantes pour l'humanité, les révoltantes monstruosités qu'a dû entendre solennellement un nombreux et brillant auditoire.

« Ne craignons pas de dire, cependant, s'écrie M. Dumas, que l'homme est impuissant, même à se poser « le moindre problème par le seul effort de sa pure « intelligence; qu'il est contraint de les demander à « l'observation de la nature, comme si cette base solide « était indispensable à l'édifice toujours chancelant de « ses raisonnements. » (*Gazette des hôpitaux du* 15 *novembre* 1846).

La modestie du brillant orateur perce trop ici, et l'accusation ci-dessus contraste évidemment avec ce que nous connaissons des calculs de sa puissante intelligence. Mais pourquoi prendre plaisir à flageller, ainsi et en présence de malins élèves, tout un grave aréopage de professeurs ? Pourquoi les faire figurer, à leurs propres yeux, comme de vrais *eunuques*, à l'endroit du raisonnement? Comme des êtres incapables de s'occuper jamais, par leurs facultés intellectuelles, de tel ou tel sujet donné? — Quel outrage pour des Français, si spirituels, si pénétrants, et qu'on dit si supérieurs aux autres peuples!

Je pourrais soupçonner l'illustre chimiste de n'avoir voulu par cette cruelle flétrissure de l'usage de la raison, que rappeler à quelques-uns de ses auditeurs qu'ils se livrent trop à de certains raisonnements. — Mais il m'a fourni, dans chacune de ses autres phrases trop ample matière à signaler comme je viens de le faire, les allures anti-cartésiennes et les fâcheuses préventions de l'école et des académies, pour n'être pas, au moins, dans le doute.

CONCLUSIONS.

Quels qu'aient été mes efforts, quelle que puisse être ma patience à réunir en un faisceau scientifique tout ce qui concerne la meilleure thérapeutique des fractures; je sais fort bien que rien n'empêchera le plus grand nombre de mes critiques d'envisager mon système, les uns avec dédain, les autres avec une extrême défiance, jusqu'à ce diront-ils, que le temps et une *très-longue* expérience lui aient accordé leur indispensable sanction (1).—D'autres croiront faire mieux, en se donnant les airs d'une profonde érudition, et en affirmant : « Que tout ce *farago* n'est qu'un tas de vieilleries, attendu que M. un tel traite déjà tous ses fracturés en les fixant sur un lit de douleur, où il les tire en sens inverses par les aines et les pieds, les aisselles et les mains.—Que tel autre pend, aux pieds de ses pauvres patients, un boulet, une pierre ou un sachet rempli de corps lourds, avec lesquels il produit exactement mes prétendues tractions. »

Ces stationnaires pourront d'ailleurs ajouter encore, que toutes mes attelles ne sont, au fond, qu'une édition mille fois renouvelée de celle de Désault, Boyer, Dzondi, Hagendorn, et de tant d'autres; et que, même

(1) *Excentricités chirurgicales*, pag. 14.

celle pour les fractures de la clavicule, rappelle trop la croix de fer de Heister, l'attelle d'Earle et le coussin en forme de hotte d'un moderne, etc., etc.

Mais, en admettant, avec les aristarques de toutes couleurs, qu'il n'y a rien, absolument rien de neuf, ni d'original dans mon système, il resterait encore cette question à résoudre : le moyen déjà présenté, dites-vous, sous tant et tant de faces diverses ; le moyen est-il *bon ou mauvais?* Et, dans cette alternative, pourquoi n'a-t-il pas été généralement conspué, ou universellement adopté par les praticiens de premier ordre? Il faut bien le dire, toutefois : l'examen seul de cette question serait déjà un progrès ou mettrait sur sa voie; et il est évident que les *révolutionnaires à reculons*, comme les appelle plaisamment le docteur Bureaud-Riofrey, manqueraient alors à leur mission.

Mieux vaut donc, pour leur cause, qu'ils cherchent à enterrer mes propositions, soit sous un verdict pur et simple de non-recevoir, soit comme niaises et dangereuses, soit en prétendant qu'il y aurait évidemment trop à dire sur leur compte, avant que l'expérience ait articulé son dernier mot.—Toutes ces formules et bien d'autres encore sont, comme chacun sait, familières à ces ardents radicaux en sens inverse; et ne manquent jamais de faire effet, pour quelque temps du moins.—Cet effet retardera donc le moment où les bons esprits comprendront enfin : *que la chirurgie doit avoir, à Paris, à Londres, Berlin et dans toutes les parties du globe, le cachet de* L'UNIFORMITÉ *qui* distingue les autres sciences naturelles; quel que soit le pays où on les cultive.

Les éléments de la chirurgie, tout comme ceux de la chimie et de la physique sont, en effet, les mêmes partout. Je dirai plus; ils tombent, *en tous lieux,* sous nos sens, sous la main et sous les inépuisables et *identiques* ressources de la mécanique *appliquée.* Appliquée! à quoi? direz-vous peut-être.—*A tous les cas pathologiques du domaine chirurgical,* avec l'unique condition de réserver les droits *seuls* de l'organisme vivant. Or, la mécanique est une et indivisible sous toutes les zones; les affections chirurgicales ne diffèrent nullement vers toutes les longitudes et latitudes de la terre; et l'anatomie ainsi que la physiologie, qui sont comprises sous le nom d'*organisme vivant*, sont, aux yeux de la science et surtout de la chirurgie, similaires dans toutes les races humaines.

Mais, malgré tous ces motifs, en faveur de l'unité et de l'uniformité scientifiques et artistiques de la chirurgie, il faudra, pour les faire admettre telles par les corps savants, qu'ils veuillent bien convenir également de cette autre grande vérité qui en est la conséquence: que la chirurgie diffère essentiellement de la médecine et qu'elle doit être envisagée, enseignée et pratiquée comme une science exacte; tandis que la médecine, proprement dite, devra subir les chances et les allures des sciences d'observation.

L'école sera-t-elle assez logique pour admettre cette distinction, et voudra-t-elle seulement convenir que l'examen pur et simple de cette question importe à l'avenir de l'une et de l'autre de ces doctrines? *Il le faudra bien cependant.*—Mais non! car loin d'obtempérer à ces exigences scientifiques et logiques, on aimera mieux avec l'école de Montpellier et par l'organe de l'un de ses plus savants professeurs, M. Bouisson, proclamer une chirurgie... MÉDICALE. (1) C'est, sans doute, afin d'avoir aussi une chirurgie *chimique* et d'arriver, du même bond, à une chirurgie opératoire, à l'instar des Allemands, et par conséquent encore et par un rare effort d'imaginative à une chirurgie *vraiment* chirurgicale. Ah! si Descartes vivait!

Tout cela ne laisse pas d'expliquer clairement, comment il se fait qu'il règne à Paris, quant au traitement des fractures, une anarchie telle, que ce qui est préconisé exclusivement, dans un hôpital, voire dans l'un des services *de ce même établissement*, est conspué dans un autre. Aussi peut-on dire qu'il existe, bien réellement, cette entente, cordiale ou non, entre tous les chefs de clinique, pour donner au public, aux élèves et au monde savant, quant aux fractures, ce scandaleux spectacle : que chaque professeur n'est guidé, au lit du pauvre malade, que par le caprice le plus déplorable et le plus honteux arbitraire. Ces considérations de premier ordre n'ont pas peu contribué à la rédaction de ce mémoire et en légitiment suffisamment la publication.

(1) *Gazette médicale*, fin novembre dernier.

www.ingramcontent.com/pod-product-compliance
Ingram Content Group UK Ltd.
Pitfield, Milton Keynes, MK11 3LW, UK
UKHW020940180726
13838UKWH00003B/1041

9 782019 968175